I0075582

MÉMOIRE

SUR

LES EAUX MINÉRALES, SALINES ET SULFUREUSES D'URIAGE

étudiées

AU POINT DE VUE DE LEURS APTITUDES MÉDICINALES ET DE LEURS APPLICATIONS DIVERSES AU TRAITEMENT DES MALADIES

PAR M. BERNARD, D. M. P.

INSPECTEUR-ADJOINT DE L'ÉTABLISSEMENT THERMAL D'URIAGE,
MEMBRE CORRESPONDANT DE LA SOCIÉTÉ ANATOMIQUE DE PARIS, DE LA SOCIÉTÉ
MÉDICALE D'ÉMULATION DE LYON, ETC.

(Extrait du Bulletin de la Société de statistique du département de l'Isère.)

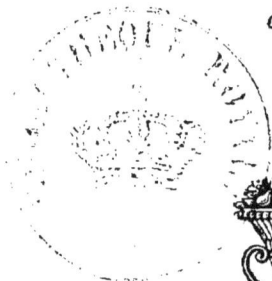

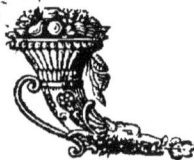

GRENOBLE

IMPRIMERIE DE PRUDHOMME ET BLANCHET

RUE LAFAYETTE, 14, AU 2e

1844

MÉMOIRE

LES EAUX MINÉRALES, SALINES ET SULFUREUSES D'URIAGE.

Dans un premier mémoire, publié l'année dernière (1), je
me suis livré à l'étude de l'établissement d'Uriage, envisagé
sous le rapport historique et descriptif. Quelques considérations fort courtes sur la topographie du pays et sur les
localités les plus remarquables qui avoisinent les thermes,
m'ont permis cependant d'indiquer et de faire ressortir ce
que chacune d'elles peut offrir de plus intéressant, pour
attirer l'attention et la curiosité des promeneurs, et pour
satisfaire en même temps, par leurs richesses végétales,
minérales, etc., aux goûts et aux recherches des amateurs
d'histoire naturelle. Afin de rendre plus fructueuses les cour-
ses entreprises dans un but scientifique, j'ai dressé deux ca-
talogues dans lesquels figurent un bon nombre des espèces
végétales et entomologiques, qui se plaisent plus spéciale-
ment dans ces contrées.

Après avoir cherché à répandre quelques lumières, sur les

(1) Ce mémoire a été inséré dans le *Bulletin de la société de statistique*, tome 2, page 339.

Grenoble, imp. Prudhomme.

ténèbres qui ont recouvert les bains romains, jusqu'à notre époque, en faisant connaître les découvertes nombreuses qui attestent, de la manière la plus certaine, leur existence antique, désireux de renouer les anneaux brisés de la chaîne des temps, j'ai tracé l'histoire de l'origine des bains modernes, et je les ai suivis dans leur évolution rapide et leurs développements successifs qui nous étonnent aujourd'hui. J'ai exposé alors, avec quelques détails, l'état actuel de cet établissement.

Situés à une petite distance (moins de 12 kilom.) d'une ville importante (Grenoble), d'un accès facile au moyen d'une route magnifique et parfaitement entretenue, au milieu d'un site remarquable à tous égards, ces thermes, dont la réédification toute récente remonte à peine à quelques années, sont arrivés déjà à un degré de perfection tel, qu'ils laissent peu de choses à désirer et peuvent sans crainte supporter la comparaison avec les thermes de premier ordre.

Des hôtels nombreux, des logements appropriés à toutes les fortunes, un cercle administré par une commission choisie parmi les baigneurs, des salons pour les réunions, les bals, les jeux, etc., tout ce qui peut rendre agréable en même temps qu'utile le séjour d'un établissement thermal, se trouve réuni à Uriage.

Assez vastes pour recevoir désormais six cents personnes au moins, ces constructions n'ont subi, depuis la saison dernière, aucune modification importante; mais des embellissements et des améliorations de tous genres sont projetés, et recevront leur exécution dans un avenir peu éloigné.

EXPOSITION.

Poursuivant la tâche que je me suis imposée, je vais, ainsi que pour l'établissement lui-même, suivre pas à pas, dans sa marche lente et progressive, le développement de la série, de plus en plus étendue, des applications thérapeutiques qui ont été essayées à Uriage.

Je ne reviendrai pas sur l'appréciation que j'ai faite de cette source minérale, étudiée au point de vue de ses propriétés physiques et chimiques (1); aussi bien les questions de cet ordre peuvent-elles en l'état, sans de trop graves inconvénients, ajourner encore une solution plus complète, contrairement à celles dont je vais m'occuper aujourd'hui, qui réclament notre attention avec une exigence bien fondée.

Bornée d'abord à un cercle très-restreint d'affections morbides, que sa puissance toute naissante et encore peu connue avait modifiées de la manière la plus heureuse, cette nouvelle acquisition de la thérapeutique n'a pas tardé à reculer les limites de ses attributions, à tel point qu'aujourd'hui il est peu de maladies chroniques pour lesquelles on n'ait pas invoqué son efficace intervention.

Faire connaître, d'une manière générale et succincte, les

---

(1) Analyse faite par MM. Berthier, membre de l'institut, Breton et Gueymard, professeurs à la faculté des sciences de Grenoble :

Carbonate de chaux...................... 0,120
— de magnésie....................... 0,012
Sulfate de chaux...................... 0,900
— de magnésie.................... 0,698
— de soude..................... 2,210
Chlorure de sodium................... 3,560
Hydrogène sulfuré libre.............. 0,013
Hydrosulfate de chaux et de magnésie... 0,110
Acide carbonique, des traces.
Azote, 6 centim. cubes par litre.

7,623

cas qui ont été soumis, jusqu'à ce jour, le plus familièrement à l'action de nos eaux ; déterminer les conditions
qui peuvent assurer le succès ; désigner quelques-unes des
maladies qu'il serait peu prudent et même dangereux d'attaquer par le traitement thermal, etc., tel est le but de ce
deuxième mémoire, fruit de quatre années d'expériences et
d'observations spéciales.

Soumis, d'une part, aux exigences et aux préoccupations
d'une pratique journalière, empêché, d'un autre côté, par
la multiplicité des espèces morbides qui figurent dans ce
travail, de me livrer, pour chacune d'elles, à tous les détails
nécessaires, j'ai cru devoir m'en tenir, pour ce moment,
à de simples indications, à une espèce de table analytique,
même incomplète, me réservant de donner place incessam-
ment aux développements et aux considérations importantes
que compose un pareil sujet, ainsi qu'aux observations et
aux histoires particulières des maladies qui m'ont servi de
base.

SIMPLE COUP D'OEIL SUR LA NATURE COMPLEXE
DES EAUX D'URIAGE.

La source précieuse qui alimente cet établissement est
digne de tout notre intérêt, et réclame notre attention à plus
d'un titre. En effet, elle appartient à la fois à deux classes
d'eaux minérales. Sulfureuse autant que beaucoup d'autres
sources, qui jouissent à cet égard d'une réputation méritée,
celle d'Uriage renferme en même temps, et de plus que
toutes les autres, une proportion considérable de sels de
diverses natures, et, sous ce dernier aspect, l'emporte incontestablement sur les eaux salines les plus renommées.
Elle constitue de cette sorte une véritable exception très-
remarquable et que je vais essayer de faire ressortir davantage.

A l'instar de la presque totalité des eaux sulfureuses, qui
prennent naissance dans le sein des roches primitives, d'où

elles sortent chargées des principes dont elles empruntent leur
nom, de glairine, d'azote et de quelques sels, toujours en
petit nombre et en faibles proportions, en même temps
qu'elles sont imprégnées de calorique, qu'elles présentent,
à peu près toutes sans exception, à un degré variable, mais
parfois fort élevé; de même, dis-je, celles d'Uriage reconnaissent très-probablement une origine semblable dans les
montagnes qui forment la grande chaîne qui s'élève dans ces
localités : elles apportent de ces terrains primordiaux l'élément sulfureux, ainsi que quelques-unes des substances qui
l'accompagnent (glairine, azote, etc.). Quant au calorique, pas
plus que les autres principes, qui semblent caractériser les
eaux essentiellement sulfureuses, il ne fait défaut dans la source
que j'étudie; une moyenne de plusieurs observations, faites
à diverses époques, porte la température à 22° c., résultat
qui indique suffisamment la nature thermale de ces eaux,
puisque ce chiffre du thermomètre dépasse de 10 à 12° c. la
température à peu près invariable, et par conséquent la
seule propre à servir de point de comparaison, des couches
superficielles du globe et des sources qui coulent à peu de
profondeur.

Les Eaux d'Uriage participent donc au phénomène si remarquable de la thermalité, au moins envisagées sous le
rapport géologique, bien que, au point de vue thérapeutique,
ces eaux soient obligées d'emprunter à nos moyens artificiels
une augmentation de chaleur, pour être appropriées à quelques-uns des usages auxquels on les destine. Mais je ferai
observer, à cet égard, que le mode de caléfaction mis en
usage n'entraîne ni altération ni déperdition notable d'aucun des principes minéralisateurs de l'eau soumise à son
action.

Si, par une cause inattendue, ces eaux venaient à nous
apparaître à ce moment de leur cours souterrain, elles
s'offriraient, sans nul doute, avec une constitution beaucoup
plus rapprochée de celle des autres eaux sulfureuses, des
sources des Pyrénées, par exemple, bien au-dessous
par conséquent de cet état complexe, que je tâche de faire
apprécier, et qui décide de leurs nombreuses aptitudes et
de leur puissante efficacité.

Mais au lieu de se montrer à nos yeux dans cet état, elles continuent de couler dans les canaux qu'elles se sont creusés, et traversent des terrains de formations postérieures, où elles trouvent à dissoudre des matériaux salins nombreux qu'elles charrient en abondance. Elles deviennent dès lors éminemment salines, sans perdre pour cela leur caractère primitif sulfureux (1).

Dans cette deuxième partie de leur trajet, dont la longueur est inconnue, avant de surgir enfin à la surface du sol, elles rencontrent sur leur passage des couches épaisses de sable et de cailloux roulés qui recouvrent les pentes de la montagne, et c'est probablement dans ces terrains, éminemment perméables, qu'elles laissent échapper une partie de leur calorique, en même temps qu'elles sont exposées à subir des variations dans leur volume et à recevoir le mélange des

(1) Ce que je viens de dire de la différence de nature et de composition des eaux d'Uriage, à divers points de leur trajet souterrain, trouve sa justificaton dans ce qui se passe en beaucoup d'autres lieux, en Piémont, par exemple, pour quelques eaux minérales de Castelnuovo d'Asti. En effet, dans cette localité sourdent, à quelque distance les unes des autres, plusieurs sources minérales, dont les unes sont sulfureuses thermales, les autres sulfureuses froides et en même temps fortement salines et surtout hydriodatées.

Malgré ces différences, qui semblent les séparer complétement et les rendre indépendantes les unes des autres, le docteur Cantu regarde ces diverses sources comme appartenant à une seule formation hydrologique et reconnaissant un même foyer d'élaboration. Les nombreux courants qui en émanent, identiques à leur point de départ, se divisent bientôt dans le sein des montagnes, de telle sorte que les uns, fidèles représentants de la composition primitive et commune, apparaissent avec le principe sulfureux, des traces seulement de substances salines, ainsi que toutes les sources qui sortent des terrains primordiaux et imprégnés d'une certaine thermalité; tandis que les autres, continuant leur cours souterrain, traversent des terrains de sédiment, plus ou moins chargés de sel gemme et d'autres substances salines, etc., et dans cette partie de leur trajet, en même temps qu'ils ont perdu leur chaleur et une partie de leur principe sulfureux, ils se sont emparés en échange de matériaux salins abondants, parmi lesquels se trouve un hydriodate que tout autorise à regarder comme devant être un ingrédient de ces sortes de terrains, et comme accompagnant fréquemment le sel gemme.

eaux pluviales et de filtration, dont la quantité est assez considérable, ainsi que l'ont constaté des jaugeages répétés chaque mois de l'année 1841, et consignés dans un tableau qui figure dans mon premier mémoire.

Dans l'espoir de porter quelque lumière au milieu de cet état de choses, afin de faire disparaître, ou de modifier autant que possible les conditions défavorables que je viens de signaler, et qui entourent la plupart des sources minérales, des fouilles ont été entreprises et seront continuées avec activité, pour creuser une galerie nouvelle dans le voisinage de l'ancienne, qui s'enfoncera, je le pense, jusqu'à la roche la plus voisine, et permettra de recueillir la source d'une manière plus exacte, plus complète, et à l'abri de plusieurs des causes d'altérations énoncées plus haut.

CONSIDÉRATIONS SUR LA MARCHE SUIVIE POUR RECONNAITRE ET ÉTABLIR LES APTITUDES MÉDICINALES D'UNE SOURCE MINÉRALE, ET EN PARTICULIER DE CELLE D'URIAGE.

Quand une eau minérale se présente à notre investigation, munie de caractères bien précis et tellement faciles à déterminer qu'on n'ait pas à hésiter lorsqu'il s'agit de lui trouver une place dans la nomenclature hydrologique et de la ranger dans la classe à laquelle ses principes dominants la rattachent d'une manière incontestable, on peut, par l'analogie de sa composition chimique avec d'autres eaux, dont l'expérience a dévoilé les propriétés, prévoir en quelque sorte une partie de ses attributions thérapeutiques, et assigner à l'avance, avec une certaine justesse, les affections contre lesquelles on pourra l'employer avec espoir de succès.

C'est probablement de la sorte que l'on a pu procéder, à l'égard de beaucoup de sources minérales, découvertes de nos jours ou nouvellement utilisées. La connaissance de leurs principes minéralisateurs a permis de les mettre en parallèle, et par leur nature et par leurs effets présumés, avec telle ou telle source, type du genre, dont les vertus étaient connues et appréciées depuis longtemps.

Et pour prendre nos exemples dans des localités bien connues, dans notre département, si l'on veut, c'est ainsi que les eaux de la Motte-St-Martin, d'abord, et celles d'Allevard ensuite, dont l'utilisation est toute récente, ont pu trouver des analogues parmi les eaux connues, appartenant aux classes correspondantes. A ce point de vue, les eaux salines de Balaruc et de Bourbonne, entre plusieurs autres, peuvent, jusqu'à un certain point, servir de guide pour l'administration médicale de celles de la Motte, tant sont grandes leurs affinités de composition chimique; tandis que la sulfureuse d'Enghien, mise en œuvre depuis longues années, est très-propre à éclairer dans l'administration la plus convenable de celle d'Allevard.

Mais lorsque cette source nouvelle, que l'on veut introduire dans la thérapeutique, par sa nature complexe, par le nombre et la quantité relative de ses principes minéralisateurs, par la réunion et le mode d'assortiment, tout à fait exceptionnel, de ces mêmes principes, on ne reconnaît point d'analogue parmi les eaux déjà connues et employées, alors c'est une étude tout entière à faire ; il faut chercher quelles peuvent être les aptitudes de cette nouvelle arrivée, il faut procéder avec la plus grande réserve, pour parvenir à reconnaître et à établir les véritables propriétés de ce moyen encore inapprécié. Une observation minutieuse et attentive de tous les cas qui se présentent, une analyse exacte des actions que paraît exercer cette eau minérale sur chaque maladie, où son emploi semble indiqué, tels sont les moyens qui, en l'absence de l'analogie, peuvent permettre d'asseoir un jugement solide sur la manière d'agir et sur les aptitudes diverses de la source en question.

Cette manière de procéder constitue la méthode *a posteriori* ou expérimentale, bien plus sûre dans ses renseignements que la méthode *a priori*, qui consiste à juger des vertus d'une eau minérale, d'après l'action connue de chacun des principes minéralisateurs qu'elle contient ; car, dans ce dernier cas, le mélange de ces principes et leurs réactions réciproques modifient, à n'en pas douter, leur action propre et isolée. Quant à la méthode *analogique*, on vient de voir qu'elle n'était pas applicable à l'espèce.

Les réflexions auxquelles je viens de me livrer trouvent

précisément ici leur application. Les Eaux d'Uriage étaient parfaitement dans le cas que j'ai indiqué en dernier lieu. Inconnues dans leur véritable composition chimique, plus inconnues encore dans leurs propriétés médicales, tout a été à faire à leur égard. Mises en usage, il est vrai, depuis un temps immémorial, mais seulement sous forme de boisson, par des malades qui ne suivaient, pour se diriger dans leur emploi, qu'une routine aveugle ou leurs propres inspirations, on s'adressait alors, à peu près exclusivement, à leur propriété purgative beaucoup vantée, et dont, en effet, l'heureuse efficacité s'était fait sentir plusieurs fois. Mais, il faut l'avouer, dans quel cas déterminé, dans quelles circonstances précises, avait-on recours à leur puissance? En face de succès nombreux, au milieu desquels ou avait souvent à regretter des abus déplorables et des revers malheureux, était-il possible de pouvoir tirer des inductions utiles pour des cas analogues? C'est ce qui était profondément ignoré; la routine, je l'ai déjà dit, faisait tous les frais de l'appropriation de cette source minérale.

Elle est tout à fait rapprochée de nous l'époque où la science et l'observation médicale réunies ont fait de cette source l'objet de leurs recherches et de leurs investigations sérieuses. Depuis quelques années seulement date son entrée dans le cadre des moyens les plus énergiques de la thérapeutique, par une administration plus éclairée, par des expériences et des essais bien conduits et bien dirigés. C'est vers 1820, qu'on doit faire remonter la réhabilitation médicale de ces eaux autrefois célèbres.

La gloire de cette généreuse entreprise, au moins pour ce qui était du ressort de sa spécialité, doit être en grande partie attribuée aux travaux persévérants, à l'activité digne de tout éloge, d'un médecin recommandable autant par l'étendue de ses lumières, que par la bonté de son cœur, je veux parler du docteur Billerey, inspecteur général des eaux minérales du département de l'Isère, et de celles d'Uriage en particulier. Sa mort, qui remonte à 1839, a causé dans le corps médical de Grenoble une perte bien sentie et difficile à réparer.

Des tâtonnements plus ou moins fructueux, une étude consciencieuse et soutenue, mirent cet observateur habile dans le cas de pouvoir déterminer, dès ce moment, avec une certaine précision, quelques-uns des cas où ces eaux pouvaient convenir, par leur double caractère salin et sulfureux, tout à la fois.

Voici ce que pensait le docteur Billerey des eaux soumises à son inspection, relativement à leurs vertus, dans une instruction très-succincte, publiée en 1821 par ordre de M. le Baron d'Hausseys, préfet de l'Isère ;

« Les eaux minérales d'Uriage conviennent éminemment contre toutes les douleurs rhumatismales chroniques, même avec engorgement des articulations, contre les tumeurs et les ulcères scrofuleux et dartreux, les obstructions indolentes des viscères abdominaux, et contre toutes les espèces de maladies chroniques et invétérées de la peau. »

Ce praticien les administrait, suivant les cas, ou au moins laissait pressentir la nécessité de leur administration, sous les diverses formes de boisson, de bains, de lotions, de lavements et de douches.

Toutefois, ne voulant rien préjuger pour l'avenir, ni poser encore des limites définitives dans les applications qu'on en pourra faire plus tard, il se réserve la possibilité de modifier ses conseils actuels, en faisant usage des fruits de l'expérience et de l'observation qu'il aura recueillis dans leur administration, en y apportant toute l'attention et l'application dont il est capable.

Ces indications, bien que très-restreintes, des vertus de la source que j'étudie, ne pouvaient certainement pas être tout entières, à cette époque, le fruit de l'expérience acquise sur les lieux, puisque son utilisation sous les diverses formes indiquées venait à peine d'être mise en œuvre, et n'avait par conséquent pas encore permis de recueillir un nombre suffisant de matériaux, pour établir expérimentalement leur valeur, et déterminer les conditions les plus opportunes de leur emploi rationnel.

Mais heureusement les prévisions de cet observateur remarquable se sont parfaitement réalisées, et même, comme on le verra plus tard, ont été de beaucoup dépassées.

En 1825, paraît, sur la scène d'Uriage, un nouveau médecin, recommandable à plus d'un titre, mais peu versé dans la pratique de l'hydrologie médicale. Non muni encore des connaissances spéciales sur la matière, et de l'expérience que l'observation seule peut donner, il n'ajoute rien aux applications faites avant lui, et se contente de répéter ce qu'avait avancé son prédécesseur.

Quelques années plus tard, riche d'observations nombreuses et plus précises, le docteur Billerey est en mesure de confirmer les préceptes énoncés avec réserve à une époque antérieure; il transforme en règles positives les pratiques seulement entrevues, il reconnaît, aux eaux qu'il administre avec tant de succès, de nouvelles aptitudes, des vertus jusqu'alors ignorées.

Aussi, dans une courte notice publiée en 1834, il est loin de s'en tenir aux maladies indiquées dans son premier opuscule; il élargit considérablement son cadre nosologique, poussé par les résultats obtenus, par l'expérience acquise au prix de plusieurs années de travaux. C'est ainsi qu'aux maladies cutanées, aux affections rhumatismales, etc., qui sous sa direction et aux yeux de tout le monde avaient reçu le plus souvent, dans l'établissement d'Uriage, une heureuse solution, il se croit en droit de conseiller l'intervention du traitement thermal dans les métrites chroniques avec leucorrhée, même à un degré très-avancé, les caries des os et des cartilages; les affections nerveuses, hypocondriaques, hystériques, les paralysies, les inflammations des muqueuses, la gastrite, etc.

Dans la marche analytique que j'ai adoptée, on voit s'agrandir lentement, mais d'une manière incessante, l'horizon d'abord très-borné qui enveloppait, depuis des siècles, cette source si intéressante. On suit les développements de sa puissance sur les pas d'une observation féconde en résultats, et dès lors l'établissement d'Uriage peut offrir des ressources précieuses pour un très-grand nombre d'affections morbides.

Dans les eaux minérales dont la composition est simple et très-analogue à d'autres eaux connues, je l'ai déjà dit, on peut, *a priori*, ou en s'aidant de l'analogie chimique, indiquer la plupart des maladies auxquelles elles conviennent, en tenant compte, bien entendu, de l'influence des lieux, de la constitution atmosphérique et médicale, des divers modes d'administration, etc., qui peuvent décider parfois des résultats tout différents, même avec des eaux semblables. En tous cas, on n'est pas obligé de construire, de toutes pièces, leur bagage thérapeutique, comme cela a eu lieu à Uriage, et de passer par les lenteurs des tâtonnements et des expériences nombreuses qui ont été ici nécessaires.

Quoi qu'il en soit de toutes ces considérations, aujourd'hui que plus de vingt ans nous séparent du point de départ de la mise en œuvre de nos eaux minérales, sous la direction et la surveillance de la science, aidée de l'observation directe, que plusieurs milliers de malades ont eu recours à cet agent thérapeutique, à tort ou à raison, avec succès ou aggravation de leurs maladies, et qu'ainsi presque toutes les affections chroniques du cadre pathologique ont été soumises à l'action de ce puissant modificateur, on comprend que des expériences aussi multipliées ont permis d'établir, mieux qu'on n'avait pu le faire auparavant, la série des maladies aptes à ressentir une heureuse influence de l'administration des eaux, ainsi que celles où leur emploi est plus ou moins formellement contre-indiqué.

Tel est l'objet de ce travail.

En s'aidant de l'expérience du passé, connaissant mieux les conditions qui assurent ou compromettent le succès, on est arrivé à rendre moins vague et moins chancelante la marche de la médecine hydrologique, encore bien qu'on soit éloigné d'être toujours à l'abri de quelque incertitude, de quelque obscurité, en face des problèmes parfois si complexes, qui viennent demander une solution.

Pour faciliter l'étude à laquelle je vais actuellement me livrer, j'ai rangé, à peu près dans l'ordre de leur fréquence, les maladies traitées à Uriage, et j'ai établi des groupes réunissant ensemble les espèces morbides qui reconnaissent une même cause et qu'une médication analogue peut mener à bonne fin.

Leur nombre, autant que la spécificité de nos eaux, appelle au premier rang les affections cutanées.

MALADIES DE LA PEAU.

Les affections cutanées spéciales, ou de nature herpétique, désignées assez communément sous la dénomination générale de dartres, teigne, gale, etc., se trouvent en général fort bien de l'usage des eaux minérales d'Uriage.

Les altérations diverses qu'elles font subir aux téguments, soit dans leur couleur, soit dans leur texture, soit dans leurs fonctions, les productions variées dont elles déterminent la formation, sous l'aspect d'écailles, de croûtes, de végétations; les douleurs plus ou moins vives, en même temps que les démangeaisons parfois insupportables dont elles s'accompagnent, etc., tout concourt à rendre extrêmement importante cette classe de maladies.

Dès lors on comprend que leur étude ait été l'objet d'un grand nombre de travaux, et que l'on n'ait rien négligé pour obtenir la guérison de ces maladies, toujours incommodes, parfois cruelles, et remarquables par leur tenacité et l'opiniâtre résistance qu'elles opposent aux diverses médications destinées à les combattre.

Après avoir passé en revue peut-être toutes les substances qui composent la matière médicale, après avoir vanté une foule de médicaments abandonnés plus tard, on a été forcé de reconnaître l'heureuse efficacité de certaines eaux minérales, les sulfureuses et quelques salines, par exemple, et de leur accorder une préférence qu'elles méritent à tant de titres. Pour ne parler que de la source médicinale d'Uriage, on sait aujourd'hui combien est grande sa puissance thérapeutique et quelle confiance justement acquise elle est en droit d'inspirer à cet égard, tant aux médecins qu'aux malades.

Un nombre considérable de malades, atteints d'affections cutanées, sont soumis, chaque saison, à l'influence de notre traitement thermal, et je ne crains pas d'avancer que la plupart sont assez heureux pour obtenir une guérison si ardemment désirée et demandée, parfois bien en vain, aux méthodes les plus rationnelles.

Presque toutes les formes que peut revêtir le principe herpétique, presque toutes ses diverses manifestations locales,
dont l'aspect est si varié, et qui trahissent à nos yeux l'existence d'une cause dont la nature est loin d'être bien connue,
se sont montrées successivement à Uriage, de telle sorte que,
pendant les quatre années qui viennent de s'écouler, j'ai pu
me livrer à une étude à peu près complète de cette classe d'affections morbides.

Je ferai toutefois observer qu'il m'est impossible d'entrer
dans les détails de tous les cas dont j'ai recueilli les observations ; je me contenterai, dans ce travail, de quelques considérations générales, réservant pour un temps prochain la pu-
blication des histoires particulières les plus remarquables,
ainsi que les réflexions qu'elles font naître à leur suite.

Sur un total de 578 malades, attirés à Uriage par des causes
diverses, et dont j'ai dirigé le traitement d'une manière complète (1), 233 étaient atteints d'affections cutanées.

Pour éviter la confusion dans l'exposé que je vais faire, je
rapporterai ces cas aux ordres établis dans la nomenclature
de Willan et de Biette, en les classant toutefois d'après leur
valeur numérique.

C'est ainsi qu'à l'ordre des affections vésiculeuses appartiennent.. 75 cas.

A celui des affections squameuses.............. 58

—   —   pustuleuses.............. 52

—   —   papuleuses.............. 29

—   —   tuberculeuses........... 15

—   —   exanthémateuses 4

(1) Parmi les nombreux malades qui fréquentent chaque année l'é-
tablissement, les uns ne demandent point de conseils ; d'autres s'a-
dressent aux médecins une fois seulement et continuent ensuite le
traitement d'après leurs inspirations ; quelques-uns se soumettent à
une direction médicale, mais n'accordent à leur traitement qu'un
temps trop limité ; enfin, quelques autres, bien résolus de guérir, reçoivent des soins d'un homme de l'art et prolongent leur séjour un
temps suffisant. C'est dans cette dernière classe de malades, et principalement parmi ceux dont les maladies m'ont offert le plus d'intérêt,
soit par leur ancienneté, soit par leur intensité, que j'ai puisé les 578
observations qui ont servi de base à mon travail.

Dans l'ordre qui occupe le premier rang, se trouve l'*eczéma*, (*dartre vive* du vulgaire, *dartre squameuse humide* d'Alibert), la plus familière de toutes les maladies de la peau, à Uriage, et qu'il est facile de reconnaître à de petites vésicules réunies sur une surface ordinairement rouge, et qui, se rompant bientôt, donnent naissance à une exsudation séreuse plus ou moins abondante, ou à des écailles superficielles et minces, formées de la destruction de l'épiderme et de la concrétion du fluide excrété.

Dans toutes ses nombreuses variétés, dans ses divers états, aiguë ou chronique, s'étendant à tout le tégument externe, ou recouvrant quelque points seulement, cette maladie reçoit à peu près constamment une notable amélioration, et le plus souvent, après une résistance plus ou moins longue, elle finit par disparaître complétement et sans retour.

Les vésicules plus volumineuses, d'une durée moindre, occupant par groupes diverses parties du corps, mais se faisant remarquer de préférence autour des lèvres, sur les membres, sur le prépuce, surtout chez les malades qui ont été atteints de chancres, entourant quelquefois le tronc d'une demi-ceinture de feu (zona), et qui constituent la maladie connue sous la dénomination générale d'*herpès*, cèdent assez facilement à l'influence de nos eaux minérales.

On obtient des résultats analogues dans les affections psoriformes, à caractères variables, qui succèdent, dans bien des cas, aux traitements irritants dirigés contre la gale, mais plusieurs saisons sont souvent nécessaires pour arriver à une guérison définitive.

Les maladies squameuses offrent aussi un chiffre fort élevé. Depuis ces petites taches rouges, très-légères, recouvertes de squames superficielles, qui se détachent continuellement pour se renouveler sans cesse, dont le siége le plus fréquent est le cuir chevelu, et que l'on nomme *pithyriasis*, jusqu'à ces plaques écailleuses, saillantes, blanches, reposant sur de petites élevures rouges, parfois isolées, et plus souvent réunies, de manière à recouvrir de grandes surfaces dans toutes les parties du corps, et qu'une variété de forme seulement fait désigner sous le nom de *lèpre* ou de *psoriasis*, tous les ans, cette classe de maladies fournit un bon nombre de sujets qui viennent demander à nos eaux une guérison vainement réclamée,

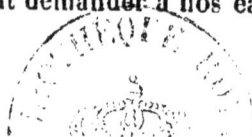

2

pendant plusieurs années, aux moyens ordinaires. Je dois ajouter toutefois que cette altération cutanée exige de la persévérance pour abandonner complétement sa victime.

Le front, le nez, le menton, les épaules, etc., sont souvent le siége de certains boutons rougeâtres, quelquefois violacés, n'offrant qu'une suppuration plus ou moins incomplète, laissant à leur suite une induration dans l'épaisseur du derme, ou des points noirs, ou des cicatrices apparentes. Désignée par les dermatologues sous le nom de *varus*, d'*acné*, de *couperose*, de *mentagre*, de *pustules disséminées*, etc., d'après les diverses parties qu'elle occupe, cette maladie attaque les follicules sébacés de la peau et résiste, avec une opiniâtreté parfois désespérante, mais non pas invincible, à toutes les ressources de la thérapeutique thermale.

L'impetigo, dans ses formes diverses (*dartre crustacée flavescente*, ou *mélitagre* d'Alibert), nous a fréquemment offert l'occasion d'observer ses croûtes jaunes, plus ou moins humides, d'une épaisseur variable, reposant sur un fond rouge, tuméfié, et qui succèdent à de petites pustules plus ou moins apparentes et recouvrent la face, le menton, le cuir chevelu, sans respecter les autres parties du corps. Moins tenace que celle qui précède, cette maladie obtient en général une guérison facile sous l'influence de nos eaux minérales.

Indépendamment des diverses maladies dont je viens de parler et qui peuvent également l'atteindre, le cuir chevelu, à peu près exclusivement, présente parfois des croûtes sèches, fortement adhérentes à la peau, déprimées au centre en forme de godet, déterminant la chute des cheveux, etc. Rebelle à toutes les méthodes curatives, j'ai dirigé à Uriage quelques jeunes sujets affligés de cette grave maladie cutanée que l'on nomme teigne, et les résultats n'ont pas été toujours entièrement satisfaisants. Quatre cas, après une saison, ont reçu une amélioration notable, un seul a été guéri après deux saisons. Je dois ajouter toutefois que le séjour de ces malades à l'établissement n'a pas été suffisamment prolongé.

Fréquemment se présentent des malades qui viennent réclamer nos conseils, pour une maladie cutanée, caractérisée surtout par la démangeaison. Rien n'égale les tourments que quelques-uns éprouvent de ce prurit insupportable; entraînés par un besoin irrésistible à se gratter, principalement la nuit, ils se déchirent la peau, ils s'agitent, ils se tourmentent et cherchent en vain à calmer le feu qui les dévore. Aussi rebelle qu'incommode, cette affreuse maladie finit par troubler les fonctions de la digestion, chasse le sommeil, et jette les malheureux qui en sont atteints dans un état difficile à décrire. Une inspection attentive permet de découvrir, dans quelques cas, des altérations diverses de la peau (épaississement, gerçures, excoriations); chez d'autres malades, de petites élevures, connues sous le nom de papules, à peine saillantes parfois (*prurigo, lichen*); enfin, d'autrefois, absolument rien d'apparent ne se montre à l'observateur. Les parties génitales et l'anus, dans les deux sexes, sont très-souvent le siége de cette maladie, bien qu'elle puisse occuper tout le corps.

De tous les remèdes dirigés contre cette affection cutanée, les eaux minérales méritent incontestablement la préférence. Palliatif toujours assuré, quelquefois, mais ordinairement dans un temps assez long, elles peuvent amener la guérison. Je citerai plus tard quelques observations où ce résultat, depuis deux ou trois années, ne s'est pas démenti.

Des tubercules de volume variable, d'une coloration brune ou livide, déterminant ordinairement, après un temps plus ou moins long, la formation d'une ulcère à bords irréguliers, durs, tendant sans cesse à gagner en profondeur, et se recouvrant de croûtes jaunâtres, adhérentes, formées par la dessiccation d'un pus séreux qui suinte de la surface ulcérée; dans d'autres cas, des ulcérations apparaissant sans avoir été précédées de tubercules, et s'étendant en surface en même temps qu'elles creusent dans la profondeur des tissus, amènent à Uriage, tous les ans, plusieurs malades que l'impuissance des secours ordinaires rejette, en désespoir de cause, dans les établissements thermaux. Dans l'un et l'autre cas, cette maladie peut exercer ses ravages en s'accompagnant ou non de l'engorgement des parties malades.

Le siége de prédilection de cette maladie, aux formes hideuses et dégoûtantes, est le visage, et principalement le nez, les lèvres, le bord des paupières, etc.; aucune partie de la peau n'est cependant à l'abri de ses cruelles atteintes. Ronger et détruire, tel est le caractère principal de la maladie qui m'occupe, et les noms de *lupus rodens*, de *dartre rongeante*, etc., qu'on lui a imposés, en retracent l'image d'une manière parfaite.

On est quelquefois assez heureux pour arrêter les développements du mal, en ajoutant toutefois à l'action souvent insuffisante des eaux, des auxiliaires puissants, choisis surtout parmi les caustiques. On peut citer quelques guérisons remarquables opérées à Uriage.

On voit quelquefois, sur le tégument externe et même sur les muqueuses accessibles à la vue, des taches proéminentes, tout à fait superficielles, et ne laissant après elles aucune trace de leur passage, de formes variées, ordinairement plus pâles que la peau qui les entoure, isolées ou se groupant de manière à recouvrir d'assez grandes surfaces, s'accompagnant de démangeaisons plus ou moins violentes, et ressemblant beaucoup aux élevures que détermine la piqûre des orties, d'où le nom d'*urticaire* sous lequel on les connaît.

Cette maladie, à l'état chronique, est parfois bien rebelle aux traitements employés. J'en ai vu des cas s'éteindre à Uriage.

Je ne pousserai pas plus loin cette énumération des diverses espèces de dermatoses ; j'en ai dit assez pour faire ressortir l'heureuse aptitude de nos eaux dans le traitement de toutes ces maladies, encore bien que, loin d'exagérer les succès obtenus, j'aie apporté dans ma rédaction une réserve très-grande, souvent même au-dessous de la réalité.

En général, pour toutes les affections cutanées chroniques, les eaux d'Uriage jouissent d'une vertu spécifique incontestée. Employées en boisson à dose faible ou élevée, altérantes ou purgatives, pures ou mélangées à divers liquides, en bains, en douches, et sous forme de bains et de douches de vapeur, à températures très-variées, etc., secondées, dans certaines affections, par des moyens locaux, émollients, excitants, caustiques, etc., si une guérison parfaite et durable ne vient pas constamment couronner leur administration, modificateur puissant, palliatif précieux et à l'abri de tout danger, lorsque la prudence surveille leur usage, elles deviennent, ainsi que beaucoup d'autres eaux minérales, une véritable providence pour les malheureux que la maladie afflige.

L'ancienneté des dermatoses, à moins qu'elles ne soient

congénitales, est loin d'être un obstacle à la guérison, et il
est permis, même dans ces cas, d'espérer un succès parfois
assez rapide, pourvu que l'affection cutanée soit privée de
tout caractère d'acuïté, de tout phénomène d'excitabilité générale.

Cette condition, que l'expérience, d'accord avec les prévisions théoriques, a formulée pour servir de guide et de ligne
de conduite aux praticiens, offre cependant, chaque année,
quelques exceptions. Certains malades, atteints d'affections
cutanées de formes diverses, accompagnées de chaleur, de
gonflement, de douleur, de réaction fébrile, etc., ont pu
supporter l'usage de l'eau minérale, soit à l'intérieur, soit
à l'extérieur, avec un succès marqué. J'ai vu, par exemple,
l'année dernière, une malade affectée, depuis peu de temps,
aux deux mains et aux deux avant-bras, d'une dartre squameuse humide, présentant tous les caractères d'une acuïté
non douteuse, obtenir, après quelques bains, un résultat
très-satisfaisant.

Ce sont là des cas exceptionnels que la prudence défend
de prendre pour modèles, car le plus souvent ils sont suivis
de revers malheureux, de déceptions amères.

Dans les premiers jours du traitement thermal, les affections cutanées chroniques s'exaspèrent fréquemment et s'é-
lèvent à l'état aigu. Cette exaspération, le plus souvent d'un
bon augure, lorsque toutefois elle ne s'élève pas au delà
d'un certain degré, n'a besoin, pour se calmer, que de quelques
jours de repos, ou bien de quelques bains d'eau commune,
de boissons délayantes, etc.

On ne doit pas regarder toujours comme définitive la disparition prompte des maladies dartreuses. Il n'est pas, en
effet, d'affections morbides plus sujettes aux récidives, et il
suffit souvent pour les réveiller, même après leur disparition
complète, d'une cause en apparence de peu d'importance,
comme un changement de saison, un écart de régime, une
impression morale, vive, etc.

Il est donc nécessaire, si l'on veut arriver à une guérison
durable, de poursuivre avec persévérance le traitement thermal, alors même que toute trace extérieure de l'altération
des téguments aura disparu, et ce n'est pas trop de se sou-

mettre pendant plusieurs saisons aux exigences des moyens hygiéniques et thérapeutiques, seuls capables de consolider un résultat prématurément obtenu, attendu que la plupart de ces maladies ont presque toujours plusieurs années d'existence, et ont subi l'action d'une multitude de remèdes, avant de se présenter aux eaux.

Quelquefois il arrive qu'une maladie suive, après quelques jours de soins, une marche progressivement décroissante, et finisse bientôt par disparaitre complétement et sans retour. Par contre, on voit d'autrefois la maladie résister avec opiniâtreté au traitement thermal le mieux dirigé, et ne commencer à en ressentir la bienfaisante influence que lorsque le malade a déjà depuis quelque temps abandonné les eaux, et qu'il semble avoir renoncé à tout espoir de guérison.

Le principe morbide qui donne naissance aux diverses altérations herpétiques du tégument externe, n'exerce pas toujours sa pernicieuse influence sur des parties apparentes et faciles à découvrir. Quelquefois il transporte son action sur des organes cachés, et ce n'est que par le raisonnement et par une étude attentive de la filiation de la maladie qui nous est soumise, que nous pouvons parvenir à le reconnaître dans ce nouveau siége, et à le combattre avec des moyens appropriés.

A l'instar de la peau qui recouvre toute la surface extérieure du corps, les membranes muqueuses tapissent d'une manière continue toutes les cavités, tous les organes creux qui viennent s'ouvrir à l'extérieur. Ces deux enveloppes entretiennent des relations fonctionnelles intimes, et sont souvent solidaires l'une pour l'autre. Que les fonctions d'exhalation de la peau soient troublées par un refroidissement subit, aussitôt les muqueuses redoublent d'activité pour suppléer à son défaut, et sous l'influence de ce surcroît d'activité deviennent souvent elles-mêmes le siége d'irritations et même d'inflammations plus ou moins vives. S'il est vrai que les choses se passent ainsi fréquemment, il ne doit pas sembler surprenant que, dans quelques circonstances, le vice dartreux, qui avait primitivement atteint la peau, ne puisse l'abandonner brusquement et sans cause connue, et porter son action sur les muqueuses, donnant ainsi naissance à une foule d'affections de nature semblable, mais diverses par leur siége et leurs phénomènes sensibles.

Chaque année il m'a été permis d'observer à Uriage un bon nombre de cas de ce genre ; je vais en citer quelques-uns seulement.

J'ai vu plusieurs sujets, d'un âge peu avancé, à constitution molle et lymphatique, présenter une ophthalmie, qui signale sa présence par un prurit des paupières, suivi bientôt de l'apparition de petites pustules donnant naissance à des ulcérations très-disposées à se recouvrir de croûtes et paraissant occuper les glandes de Méibomius, etc. Il m'a été possible, le plus souvent, de rattacher cette maladie à une cause dermatosique antérieure, dont le mécanisme pathogénésique peut s'expliquer de deux manières, ou par propagation directe de l'irritation dartreuse du derme tégumentaire au derme réfléchi, qui forme les muqueuses, ou par la rétrocession et le déplacement du principe morbide.

Des considérations semblables peuvent s'appliquer à certaines otites, accompagnées de prurit, d'éruption squameuse, vésiculeuse ou autre, et d'écoulement par le conduit auriculaire.

La muqueuse des voies respiratoires se trouve souvent engagée par la disparition brusque ou par la répercussion d'une maladie cutanée, et paraît alors subir l'influence d'une affection catarrhale, dont le siége peut se rencontrer dans les fosses nasales ou dans les diverses autres parties du tube aérien. Dans le premier cas, le malade sera atteint, par exemple, d'un état fluxionnaire intermittent ou continu, occupant principalement les narines et la lèvre supérieure, ou d'un enchifrènement incommode, ou d'un coryza rebelle aux moyens ordinaires, etc. Dans les autres cas, on pourra observer ou une laryngite, ou une bronchite d'apparence catarrhale, un asthme, etc., ou même d'autres formes de maladies de la poitrine.

Le principe dartreux, soit par propagation, soit par rétrocession, peut exercer son influence sur la muqueuse génito-urinaire, et donner naissance au catarrhe de la vessie, de l'urètre, du vagin, etc. Que le tube digestif en soit atteint, et la répercussion herpétique déterminera l'apparition d'une

gastralgie, de coliques, de flux diarrhéïque, etc., et d'une
foule d'autres affections de ces organes, qui peuvent parfaitement reconnaître cette cause pathogénésique si féconde.

Il n'est pas jusqu'à l'affection rhumatismale, dont elle ne
puisse revêtir la forme ; c'est ainsi qu'on voit, à la suite de la
disparition brusque d'une dartre, survenir quelquefois des
douleurs vagues et des engorgements articulaires, qui cèdent
bientôt à la réapparition de la maladie cutanée.

Enfin, il est peu de maladies, quel qu'en soit le siège ou la
forme, qui ne puissent reconnaître pour cause un principe
dartreux apparent et concomitant, ou antérieur et à l'état
latent ; mais, ainsi que je l'ai dit plus haut, avec un examen
minutieux et attentif, on parvient presque toujours à reconnaître sa présence, comme cause ou comme complication, et
le traitement thermal, par ses heureux résultats, vient en
définitive au secours d'un diagnostic obscur ou incertain.

Je suis loin toutefois de vouloir attribuer à la répercussion
dartreuse toutes les maladies des muqueuses ou autres, qui
peuvent frapper les sujets dartreux ; mais il est certain qu'il
en est très-souvent ainsi, et que la disparition brusque d'une
affection herpétique est plus fréquemment la cause que l'effet
du développement de la maladie nouvelle.

AFFECTIONS RHUMATISMALES.

Les guérisons nombreuses et bien souvent inespérées
produites par les eaux d'Uriage, dans les affections cutanées,
leur ont valu, sous ce point de vue, une réputation justement
acquise, et capable aujourd'hui de défier toutes les rivalités.
Il n'est peut-être en effet aucune des dermatoses chroniques
pour lesquelles leur puissance n'ait été invoquée, et n'ait
permis en même temps d'enregistrer un succès de plus. Elles
constituent donc un véritable spécifique pour toutes les maladies de cet ordre.

Mais là ne se borne pas leur emploi ni leur efficacité. De
même que presque toutes les autres eaux sulfureuses ou
salines, elles sont parfaitement de mise dans les affections

rhumatismales, et, sous ce rapport, l'expérience est venue donner pleinement raison à l'observation médicale, contre certaines vues erronées, contre certains préjugés, réputant inhabiles à guérir ces affections, les eaux minérales que l'on chauffe artificiellement.

Depuis que les eaux d'Uriage sont administrées à l'extérieur, sous forme de bains, de douches et à l'état de vapeurs, également sous ces diverses formes, chaque saison, des cures remarquables ont été opérées sous les yeux de tout le monde, dans des affections rhumatismales aussi anciennes que variées dans leurs siéges et leurs phénomènes apparents, et il n'est plus permis d'émettre le moindre doute sur leur puissance médicatrice dans cet ordre de maladies.

A ces résultats bien connus de l'expérience, qu'ajouterai-je pour relever nos eaux de l'espèce de défaveur qu'on a voulu faire peser sur elles, à l'occasion de leur caléfaction artificielle? N'a-t-il pas été surabondamment prouvé que le calorique produit par nos combustibles jouit de toutes les propriétés sensibles et apparentes du calorique dit naturel? N'a-t-on pas démontré, avec toute la rigueur désirable, que deux eaux d'égale densité, et tenant en dissolution des substances salines semblables, dont l'une naturellement thermale, et l'autre élevée artificiellement à la même température, *perdent ou reçoivent absolument les mêmes quantités de calorique dans des temps égaux?* L'analyse chimique n'est-elle pas venu détruire toutes les appréhensions fondées sur les effets prétendus fâcheux de la caléfaction artificielle, en affirmant que les eaux sulfureuses, chauffées au moyen d'un appareil convenable et semblable à ceux actuellement employés, étaient identiquement les mêmes avant et après cette caléfaction, et que l'élément sulfureux ne commence à subir quelque dommage qu'à une température voisine de l'ébullition? On ne doit donc plus tirer vanité de la chaleur dite naturelle d'une eau minérale; ce n'est plus aujourd'hui qu'une simple question d'économie de combustible.

De tout temps, je l'ai déjà dit, on a recommandé contre les affections rhumatismales, tantôt les eaux sulfureuses (Baréges, Cauterets, etc.), tantôt les eaux salines (Bourbonne, Plombières, etc.); les eaux d'Uriage, qui réunissent dans des proportions très-élevées les éléments minéralisateurs de ces deux classes d'eaux minérales, doivent donc, au moins aussi bien qu'elles, réussir dans ce genre de médication.

Aussi, tous les ans, un nombreux concours de rhumatisants se présentent dans notre établissement, et la presque totalité n'ont qu'à se louer des bons résultats de leur traitement.

Les observations multipliées que j'ai recueillies pendant les quatre années dernières, de 1840 à 1843, tout en venant corroborer les faits précédemment acquis, m'ont permis de formuler quelques propositions générales, relatives à leur appropriation à ce genre d'affections.

Comme pour toutes les maladies soumises à l'action des eaux minérales, il faut, et cette condition est essentielle, que le rhumatisme se présente à l'état chronique et privé de tout caractère d'acuïté, quelle que soit du reste l'ancienneté de son origine.

Dans quelques cas rares cependant, lorsque la douleur est localisée dans un point dépourvu de tout phénomène d'excitabilité générale, de toute réaction fébrile, certains rhumatismes aigus ont pu se trouver bien des eaux ; mais on court souvent alors de grands risques, et on doit s'imposer à cet égard une sage réserve.

Quant à l'état aigu qui survient fréquemment sous l'influence du traitement thermal, il doit être regardé ordinairement comme favorable lorsqu'il ne s'élève pas au delà d'une certaine mesure.

Quelquefois fixé à demeure au lieu de sa naissance, le plus souvent le rhumatisme se déplace avec une grande facilité, et se porte à la manière du vice dartreux, soit par continuité de tissu, soit par métastase, successivement sur la plupart des organes, et de préférence, mais non pas exclusivement, sur ceux qui ont une structure musculaire. Ainsi on le remarque sur tous les muscles du tronc et des membres, sur les viscères intérieurs, soit de la poitrine, soit de l'abdomen, mais les autres tissus, tels que le fibreux, le synovial, etc., ne sont nullement à l'abri de ses cruelles atteintes.

Pouvant établir son siége sur tous les points de la couche musculeuse du tube digestif, en même temps qu'il y détermine de la douleur, il apporte le trouble dans les fonctions de ces divers organes. C'est à cette cause que l'on peut rapporter bien des cas de gastralgie, d'entéralgie ou de coliques, de gonflements dans la région épigastrique, si incommodes pendant la digestion, etc., qui succèdent, en alternant souvent, à des douleurs rhumatismales auparavant fixées dans d'autres parties, et dont la disparition a été plus ou moins prompte.

L'appareil respiratoire offre aussi de fréquents exemples de métastase rhumatismale, et bien des catarrhes pulmonaires, des asthmes, des toux quinteuses et opiniâtres, ne reconnaissent pas d'autres causes.

Le catarrhe vésical, certaines douleurs utérines ou vaginales, accompagnées ou non d'écoulement leucorrhéïque, sont également dus souvent à ce principe morbide.

Combien aussi d'ophthalmies, d'otalgies avec ou sans surdité, d'odontalgies, compliquées ou non d'engorgement aux gencives, etc., ne faut-il pas lui attribuer ? mais il n'est pas d'organe qui ait autant à souffrir que le cœur des désordres produits par l'affection rhumatismale. Il suffit, pour en donner une idée, de citer les palpitations, les suffocations, etc.; en un mot, les diverses affections bien connues qui résultent des altérations organiques nombreuses et si redoutables, qu'elle peut faire naître dans les diverses parties de cet organe.

Enfin, plusieurs névralgies, faciale, sciatique, crurale, etc., sont, à n'en pas douter, très-souvent sous l'influence du principe rhumatismal.

Je n'en finirais pas, si je voulais suivre ce protée pathogénésique dans toutes ses pérégrinations, le dévoiler sous toutes ses formes, faire connaître toutes les altérations qu'il laisse à sa suite dans les points qu'il a envahis, les articulations privées du mouvement, les ankyloses, les paralysies, les atrophies, les hydropisies, certaines myélites, etc., qu'on peut lui attribuer.

En somme, chaque année, au milieu de tous ces malades qui se réunissent à Uriage, beaucoup obtiennent une guérison complète, d'autres reçoivent seulement des améliorations durables ou passagères; enfin, il en est quelques-uns qui ne retirent aucun avantage de leur traitement. Il en est de même absolument dans tous les établissements thermaux.

Et si à cette série d'accidents rhumatiques, déjà si nombreux, mais dont je n'indique pourtant qu'une partie, on ajoute, d'un autre côté, les diverses altérations que peut engendrer le vice dartreux, par ses répercussions et ses fréquentes métastases, on aura parcouru la presque totalité du cadre pathologique, et dès lors on ne devra plus s'étonner si les eaux minérales salines et sulfureuses (et celles d'Uriage en particulier, qui réunissent les propriétés de ces deux ordres d'eaux), qui sont sans contredit les meilleurs moyens, je dirai même de véritables spécifiques contre le vice dartreux et l'affection rhumatismale, sont indiquées pour combattre le plus grand nombre des maladies chroniques qui affligent l'espèce humaine.

Je ne dirai rien de l'utilité des eaux d'Uriage dans les affections goutteuses, encore bien qu'elles aient été préconisées par le docteur Billerey, dans l'intervalle des attaques, comme propres à diminuer leur intensité et à éloigner leur retour. Cette opinion n'avait peut-être pour appui qu'une simple prévision théorique, au moins je ne connais aucun fait que je puisse citer, d'après mon expérience personnelle, et ce n'est pas sans quelques appréhensions que je me déciderais, d'après des inductions *à priori* et des rapprochements analogiques, à mettre en œuvre un moyen aussi énergique, dont la puissance invoquée reste rarement sans effets également remarquables, soit qu'elle soulage et guérisse, soit qu'elle se signale par des revers. Une grande réserve, une prudence sage et éclairée, doivent toujours présider à l'emploi des eaux minérales, si l'on veut se mettre à l'abri des accidents funestes qui frappent de temps en temps quelques malheureux, assez mal inspirés pour jouer avec leur innocuité apparente et leur trompeuse bénignité.

SCROFULES.

Je viens d'étudier les affections herpétiques et rhumatismales dans les divers organes accessibles à leur action, et sous les formes variées qu'elles peuvent revêtir. Les heureux résultats que nous avons eu à constater, dans les cas de ce genre, sont tellement répandus, que je ne chercherai pas davantage à les faire ressortir. Je passe tout de suite à un autre principe, également fécond en espèces morbides, et qui tous les ans amène à nos eaux de nombreux malades, attirés par les succès obtenus, je veux parler du principe scrofuleux.

Je ne m'arrêterai pas à retracer les caractères bien connus qui trahissent sa présence. Tout le monde a remarqué ces jeunes sujets à la peau fine et blanche, aux lèvres grosses, à la mâchoire inférieure large et développée, garnie, ainsi que l'arcade supérieure, de dents ternes et cariées de bonne heure, au ventre gros et saillant, aux chairs molles, etc. Ce n'est pas encore là tout à fait la scrofule, mais on en approche, et ce tableau est plus que suffisant pour indiquer la prédominance du système lymphatique, cette constitution qui devient la cause prédisposante la plus efficace de l'affection scrofuleuse.

En effet, qu'à cette prédisposition congénitale ou acquise viennent s'ajouter la pernicieuse influence d'une habitation froide et humide, privée du bienfait des rayons solaires, une nourriture mal choisie et insuffisante, etc., alors s'exaspéreront les caractères de la constitution lymphatique, et on ne tardera pas à voir apparaître l'affection strumeuse, lente à se développer, autant que rebelle à la plupart de nos moyens.

Presque tous les tissus peuvent devenir le siége de cette affection aux formes variées, presque tous les organes peuvent être infestés de sa présence; elle imprègne toute la constitution et se traduit à nos yeux par des manifestations locales, par des symptômes particuliers, que je vais exposer d'une manière très-succincte.

L'œil est souvent atteint par la scrofule, dans ses diverses parties, la conjonctive, les paupières, les follicules méibomiens, la cornée, etc., ensemble ou séparément. Cette espèce d'ophthalmie revêt plutôt la forme irritative que véritablement inflammatoire. Elle s'accompagne de boursoufflement, de ramollissement de la muqueuse oculaire ou palpébrale, de pustules sur la cornée ou en dehors, d'écoulement de larmes ou de matière muco-sébacée, quelquefois de photophobie et de spasme musculaire, etc.

D'autrefois, on voit le nez se gonfler ainsi que la lèvre supérieure, des rougeurs, des excoriations, des croûtes, se font remarquer au pourtour des narines. Le pavillon de l'oreille, ainsi que le conduit auditif, présente aussi ce gon-flement sub-inflammatoire, souvent indolent, et fréquemment accompagné d'un écoulement puriforme et quelquefois de carie de quelques points osseux de ces parties.

Les divers modes d'administration de nos eaux salines et sulfureuses, aidées de conditions hygiéniques plus convena-bles, déterminent ordinairement, dans des phénomènes mor-bides de cette nature, une amélioration assez prompte, quel-quefois même la disparition des symptômes actuellement existants. La guérison toutefois n'est acquise, dans ces cas, qu'à une persévérance soutenue et surtout lorsque le malade est près de voir éclore la puberté.

Des douleurs locales, même inteuses, le développement de symptômes traduisant un état aigu non douteux, mais sans réaction fébrile générale, ne seraient pas une contre-indica-tion absolue à l'usage immédiat de nos eaux, chez ces sujets à constitution molle et lymphatique ; il faudrait seulement apporter, dans leur emploi, plus de réserve et moins d'acti-vité. Des expériences répétées m'autorisent à parler ainsi.

Les engorgements ganglionnaires durs, indolents, sans changement de couleur à la peau, que l'on observe sur les ré-gions latérales du cou, reconnaissent aussi, dans bien des cas, la même cause, à savoir, le principe scrofuleux. Ces engorge-ments, qui apparaissent parfois dès les premières années de la vie, se prolongent fort souvent jusqu'à la puberté et même au delà ; rarement ils se dissipent par une résolution lente et spontanée.

Dans la plupart des cas, à un certain moment imprévu, sortant de leur longue inertie, ils font éprouver aux malades quelques douleurs, la peau rougit, s'amincit progressive-ment, s'abcède et donne issue à un pus séreux, homogène, ou charriant de petits flocons blanchâtres. L'ulcération qui en résulte est toujours irrégulière, à bords durs, élevés, dé-collés dans une certaine étendue, et ce n'est qu'avec une difficulté extrême qu'on parvient à obtenir une cicatrice tou-jours irrégulière, difforme, enfoncée et adhérente.

D'après les observations recueillies à Uriage à ce sujet, je regarde cette forme de la maladie écrouelleuse, que la tumeur soit ou non abcédée, comme d'une guérison toujours longue,

toujours difficile, mais non désespérée, si l'on persévère
dans l'emploi d'un traitement convenable par les eaux minérales, aidées des moyens hygiéniques et thérapeutiques les
mieux appropriés.

Qu'un sujet présentant les caractères d'une constitution
strumeuse, dont j'ai donné le signalement plus haut, fasse une
chute, reçoive un coup sur une articulation, qu'un effort
violent tiraille les parties molles qui unissent deux os, etc.,
et quelquefois sans cause connue, on voit survenir des gonflements dans les extrémités articulaires, occupant tantôt les
têtes spongieuses des os seulement, tantôt en même temps
les parties molles, membranes synoviales, ligaments, etc.,
qui concourent à former l'articulation. Ces engorgements,
auxquels on a donné le nom de tumeurs blanches, à l'instar
des autres tumeurs scrofuleuses, indolentes d'abord, inco-
lores, etc., revêtent plus tard tous les caractères d'une affection aiguë, la partie s'échauffe, devient le siége de douleurs
parfois très-vives, la peau rougit, s'ulcère, et permet au stylet
du chirurgien de pénétrer souvent jusqu'aux extrémités osseu-
ses ramollies ou cariées. Les articulations le plus fréquemment
atteintes de cette affection, sont le genou, le coude, le poi-
gnet, le pied, les phalanges des doigts, etc. L'importante
articulation de la hanche en offre aussi des exemples, et
dans ce cas la maladie, désignée sous le nom de coxalgie,
s'accompagne de gonflement dans la hanche, de douleurs dans
l'articulation malade, mais surtout au genou correspondant,
d'ulcères fistuleux, de carie, de luxation, etc. D'une gravité
toujours fort grande, entraînant quelquefois la mort du sujet, mais le plus souvent la perte du membre frappé par la
maladie, ces affections articulaires scrofuleuses reçoivent
cependant à Uriage, dans quelques cas heureux, une solution favorable; et déjà l'on pourrait citer plus d'une guérison authentique et désespérée.

Malgré leur situation profonde, les ganglions mésentéri-
ques ne sont pas à l'abri de l'affection scrofuleuse. Comme
les ganglions cervicaux et autres dont j'ai parlé, ils s'engor-
gent, s'endurcissent et entraînent des désordres généraux
beaucoup plus sérieux. Atteint dans les racines même de la
vie, dans les vaisseaux chargés de l'absorption d'une partie

des matériaux nutritifs charriés par les intestins, le malheureux enfant maigrit, perd ses forces ; les membres se dépouillent de leurs chairs, le ventre devient saillant, quelquefois bosselé et inégal, etc. Arrivée à ce degré de développement, cette maladie, qu'on nomme *le carreau*, se défie le plus souvent de tous les moyens qu'on lui oppose ; mais, combattue au début, on pourrait se permettre quelque espérance, et je ne doute pas que les eaux salines et sulfureuses, sagement administrées, ne fussent alors d'un puissant secours. Quelques observations heureuses viennent à l'appui de cette assertion.

La carie vertébrale scrofuleuse, ou le mal de Pott, peut donner lieu aux mêmes réflexions. Si les eaux minérales doivent être regardées comme utiles dans cette maladie, c'est lorsqu'elle commence à se développer. Ainsi que tous les autres moyens, elles devindraient plus tard insuffisantes, peut-être même nuisibles.

On recommande les eaux sulfureuses ou salines dans quelques cas de phthisie commençante, et on cite des succès à l'appui de cette pratique. Si, en effet, on pouvait toujours combattre cette affection à sa naissance, et si, d'un autre côté, comme le pensent certains auteurs, elle appartenait dans quelques cas à l'affection scrofuleuse, attribuée dans cette manière de voir, au développement de tubercules sous-cutanés, ganglionnaires, pulmonaires etc., je ne craindrais pas de mettre en usage les eaux d'Uriage, en m'imposant toutefois la plus grande réserve et une surveillance extrêmement attentive ; mais s'il existe dans le poumon quelque désorganisation un peu avancée, de la fièvre, etc., ce moyen pourrait devenir dangereux, et il faudrait se garder d'y avoir recours, quelle que fût d'ailleurs la cause de la phthisie.

Je suis loin d'avoir énuméré toutes les formes de l'affection scrofuleuse, mais je crois en avoir dit assez pour faire connaître les cas d'application favorable de nos eaux minérales, qui, malgré leur efficacité incontestable, ne suffiraient pas cependant, dans bien des circonstances, si elles n'étaient puissamment aidées par l'influence des circonstances hygiéniques meilleures où se trouve le malade, par un régime tonique et fortifiant, et aussi par quelques moyens puisés dans la matière médicale et entre autres par l'iode et ses diverses préparations.

RACHITISME.

Je ne dirai qu'un mot d'une autre affection de l'enfance, connue sous le nom de rachitisme, et caractérisée par une débilité générale, mais portant principalement sur le système osseux, qui présente un ramollissement notable. Chez beaucoup de jeunes sujets, d'un an à quatre, par exemple, les os longs des membres se recourbent en divers sens, leurs extrémités se gonflent tout près des articulations, et forment des nodosités plus ou moins saillantes et difformes. Les malléoles et les poignets se tuméfient les premiers. La poitrine subit une déformation qui gêne parfois beaucoup les fonctions des organes qu'elle contient. Les côtes se resserrent et s'aplatissent, le sternum est poussé en avant, le bassin s'altère et se rétrécit dans certains cas, de manière à devenir plus tard, chez les sujets du sexe féminin, un obstacle plus ou moins sérieux à la parturition; mais c'est surtout sur la colonne vertébrale, aussi nommée *rachis*, que le rachitisme fait sentir ses fâcheux effets, et c'est ce qui lui a valu son nom. Ainsi que les os longs, cette tige osseuse se dévie et se recourbe dans des directions diverses ; mais pour que la ligne de gravité du corps soit toujours ramenée dans sa direction naturelle, les courbures, à la manière d'une S romaine, se font toujours en sens alternativement opposé.

Je passe sous silence les altérations fonctionnelles nombreuses et bien connues qui accompagnent ordinairement cet état du squelette, et qui en sont la conséquence. Dans cette disposition de l'économie, s'il n'existe d'autre part aucune contre-indication formelle, on peut affirmer que l'effet tonique et fortifiant des eaux minérales, sous toutes les formes et surtout en bains et en douches à basse température, secondé par les soins hygiéniques recommandés en pareil cas, est quelquefois très-favorable, et que le traitement thermal constitue un des moyens les plus énergiques et les plus efficaces que l'on possède, pour arrêter dans son développement et pour corriger cette débilité, dont les résultats peuvent devenir si déplorables.

Dans les chapitres qui précèdent, je me suis livré à l'analyse des phénomènes apparents et des manifestations locales que présentent le plus fréquemment les principes morbides dartreux, rhumatismal, scrofuleux, rachitique, et je me suis contenté d'extraire de ces sujets si importants les cas le plus heureusement modifiés par les eaux d'Uriage. Je vais actuellement appeler l'attention sur un autre principe, dont la manière d'agir offre quelque analogie avec les précédents, qui peut, comme eux, occuper la plupart des tissus organiques, et se traduire à notre observation sous des formes extrêmement variées. Je veux parler du principe syphilitique, non pas des phénomènes locaux qui se montrent tout d'abord après l'infection, tels que chancres, bubons, et qu'on nomme accidents *primitifs*, mais bien des symptômes *consécutifs*, de tous ces effets de la maladie qui ont lieu par suite de l'introduction du poison dans la circulation, et qui ne se font remarquer quelquefois que plusieurs semaines, des mois, des années même après la disparition des premiers symptômes.

On sera peut-être étonné de m'entendre préconiser l'usage des eaux minérales pour les maladies de cette nature. Aussi bien est-il très-loin de ma pensée de vouloir attribuer aux eaux d'Uriage quelques propriétés antisyphilitiques, mais elles m'ont paru convenir souvent à certaines vues accessoires de ce traitement, et des symptômes locaux, rebelles jusque là, ont paru céder, pendant leur emploi, à des moyens auparavant insuffisants, sans que toutefois la cause générale d'infection ait reçu directement, de l'action des eaux, la moindre atténuation. Dans d'autres cas, en combattant certaines complications dartreuses, scrofuleuses, latentes ou visibles, nos eaux, employées concurremment, ont rendu plus facile la curation des maladies syphilitiques par les traitements spécifiques.

Ainsi que je l'ai dit à l'occasion des affections dartreuses, rhumatismales, l'affection syphilitique peut exister à l'état latent, pendant un temps plus ou moins long, et simuler plusieurs sortes de maladies, jusqu'à ce que, sous l'influence excitante du traitement thermal, l'ennemi caché abandonne sa retraite et se montre à l'extérieur sous une forme qui permette de le reconnaître et de le combattre avec des armes appropriées.

Dans la lutte contre le principe syphilitique, il arrive quelquefois que la constitution des malades ait à souffrir de l'action des remèdes employés, lorsque le traitement a été mal dirigé ou mal suivi, et que des désordres plus ou moins sérieux succèdent à l'administration des préparations hydrargyriques. Nos eaux ne sont alors presque jamais invoquées en vain; elles possèdent une grande puissance tonique et véritablement spéciale pour remédier à ces fàcheux effets; elles arrêtent le ptyalisme, s'il s'est montré, ou s'opposent à son apparition ultérieure, de telle sorte qu'un malade qui auparavant était dans l'impossibilité de supporter la moindre dose de préparations d'hydrargyre, sans voir les glandes salivaires se gonfler, devenir douloureuses et fournir une salivation abondante, peut impunément, pendant l'usage des eaux minérales, consommer une quantité beaucoup plus considérable de ces mêmes préparations, sans éprouver le moindre accident, encore bien que la puissance médicatrice des mercuriaux paraisse augmenter sous l'influence des eaux minérales.

J'abandonne ces propositions générales pour passer à l'exposition des cas qui se sont présentés le plus familièrement à mon observation, aux thermes d'Uriage, et qui m'ont permis de regarder les eaux minérales comme un auxiliaire extrêmement puissant, dans le traitement particulier de l'affection syphilitique constitutionnelle. C'est avec une entière confiance qu'on peut réclamer leur appui.

Habile à se transformer, portant ses ravages dans tous les tissus, ne respectant aucun organe, changeant de forme aussi souvent que de siége, le virus vénérien détermine des désordres qui réclament de la part du praticien une attention très-grande, et méritent d'occuper désormais une place importante dans le cadre nosologique des maladies que l'on traite avec succès dans quelques établissements thermaux.

Très-fréquemment j'ai donné des soins à des malades atteints, depuis plus ou moins longtemps, de maux de gorge, arrivés parfois sans cause facilement appréciable, mais dont il était possible, dans d'autres cas, de découvrir la filiation avec un principe syphilitique, et alors j'ai retrouvé des ulcérations siégeant sur tous les points de cette cavité, et occupant les piliers antérieurs ou postérieurs du voile du palais, ou les amygdales, ou la partie postérieure du pharynx, etc. Ces ulcérations, dont la largeur est très-variable, se présentent avec des bords proéminents, taillés à pic, ayant quelquefois un aspect frangé, et le fond recouvert d'une matière jaune, grisâtre. Un timbre particulier de la voix, qui devient rauque, nasale, aide fréquemment au diagnostic de cette maladie.

La langue peut aussi se recouvrir d'ulcérations pareilles dans ses diverses parties, sur ses bords, à sa pointe et sur sa face dorsale.

Les bords des ailes du nez, l'intérieur des narines, les cornets et la cloison, etc., peuvent avoir à souffrir des ulcérations vénériennes. D'assez nombreux exemples de ces cas se sont offerts chaque année.

Au fond et sur les côtés de l'arrière-bouche, l'orifice des trompes d'Eustache peut être rongé par des chancres qui se dérobent à la vue, mais dont on soupçonne l'existence aux douleurs éprouvées pendant les mouvements de la déglutition, et se propageant jusqu'à l'oreille correspondante, qui devient quelquefois privée de ses fonctions.

Dans tous les cas, les aveux des malades, les renseignements toujours précieux qu'ils ajoutent aux investigations de l'observateur, viennent en même temps répandre une grande lumière sur les indications fournies par l'aspect des parties malades.

A l'occasion des maladies herpétiques, j'ai dit quelque part que les désordres qu'elles déterminent dans l'enveloppe extérieure du corps, avaient souvent du retentissement jusque sur les muqueuses, qui deviennent ainsi le siége de diverses affections.

Quelque chose d'analogue, mais d'inverse, arrive dans

les maladies syphilitiques. Débutant le plus ordinairement, soit pour les symptômes primitifs, soit pour les symptômes secondaires, par attaquer une muqueuse, on voit plus tard la peau trahir sa participation à l'état morbide, par des altérations extrêmement variées.

Je ne parlerai ici que des espèces que j'ai observées.

Atteints d'ulcérations à la gorge, ou de chancres consécutifs aux parties génitales, de périostose, ou même sans aucun autre symptôme d'affection constitutionnelle, j'ai vu des malades se présenter à l'établissement, avec des taches irrégulièrement arrondies, d'un à quatre centimètres de surface, superficielles, d'une couleur rouge cuivrée, nullement saillantes, etc.; c'était une roséole syphilitique. Deux fois, cet exanthème s'est développé pendant l'usage des eaux; la rougeur disparut après quelque temps, laissant après elle des taches livides qui s'effacèrent bientôt aussi sans retour.

Chez les sujets dont la constitution est naturellement cachectique, ou accidentellement détériorée par des traitements longtemps continués, les affections cutanées consécutives revêtent fréquemment une forme qui se rapproche beaucoup du rupia. Sur divers points de la surface cutanée, l'épiderme se soulève en forme d'ampoules, semblables à celles que produit une brûlure légère, mais entourées d'une aréole livide ou cuivrée. En s'ouvrant, ces bulles donnent naissance à des ulcérations plus ou moins profondes, à bords taillés à pic, à fond grisâtre, et qui se recouvrent le plus ordinairement de croûtes épaisses, d'un jaune verdâtre.

La saison dernière, deux malades, dont l'un souffrait en même temps de douleurs vagues nocturnes et d'une ophthalmie spécifique (1), et l'autre de tubercules nombreux et volumi-

---

(1) Ce malade, atteint d'ophthalmie, présentait en même temps des signes évidents de syphilis constitutionnelle; c'est par cette raison que j'ai cru devoir qualifier de spécifique ou vénérienne cette maladie de l'œil, qui se présentait du reste avec de la rougeur et du gonflement à la conjonctive palpébrale et oculaire, un rétrécissement et une déformation de la pupille, une photophobie très-grande, etc. En l'absence de signes indiquant bien clairement la nature de la maladie, on est en droit de qualifier du nom de syphilitiques les ophthalmies et les iritis qui surviennent chez un vérolé.

neux, m'ont présenté d'une manière fort remarquable cette forme que je viens d'indiquer. J'ajouterai que pour tous les deux la guérison a été complète.

J'ai dirigé le traitement de quelques malades dont l'infection constitutionnelle ne laissait aucun doute, et qui portaient, soit au front, soit sur le tronc ou les membres, des boutons purulents ou pustules nombreuses, contenant du pus, ou incomplétement développées, et se desséchant bientôt, pour laisser à leur place une coloration cuivrée. Cette éruption syphilitique, rangée dans le groupe des dermatoses pustuleuses, est assez commune et guérit lentement.

Il n'est pas rare non plus de voir à Uriage des syphilides squameuses, s'offrant sous la forme de plaques légèrement saillantes, arrondies, comme lenticulaires, recouvertes de légères écailles blanches sur un fond livide, cuivreux. Toutes les parties du corps sont accessibles à cette affection, mais la peau des mains et de la plante des pieds semble imprimer à cette syphilide un caractère particulier. En effet, les plaques qui recouvrent ces parties, semblables, sous les autres rapports, à celles du reste du corps, offrent à leur centre un épaississement plus ou moins dur de la peau, qui prend la consistance de la corne, ce qui a fait donner le nom de syphilide squameuse cornée à cette forme spéciale.

Les organes génitaux, dans les deux sexes et l'anus, ainsi que les parties environnantes, sont fréquemment le siége d'éruptions syphilitiques qui se présentent sous la forme de saillies plus ou moins volumineuses, à coloration cuivrée, quelquefois ulcérées à leur sommet et que l'on nomme tubercules vénériens. Parfois ces tubercules prennent un développement assez considérable, et occupent d'autres parties du corps, avec ou sans ulcérations. Dans les points où se réunissent, pour se confondre, la peau et les muqueuses, aux commissures des lèvres, par exemple, et au bord des ailes du nez, on rencontre des tubercules à surface inégale, divisée, fendillée. Enfin, d'autrefois, cette affection se montre sous forme d'ulcérations, recouvertes immédiatement d'une croûte, et affectant une disposition caractéristique de spirales, d'anneaux, etc.

Je ne dirai rien des variétés si nombreuses d'excroissances

qui se montrent comme indices d'une infection constitutionnelle, le traitement spécifique de la vérole, aidé du traitement
thermal et de moyens locaux appropriés, m'ont permis de
triompher toujours, et bien souvent d'une manière assez rapide, de cette sorte d'accidents consécutifs.

Chez un malade, qui présentait sur les membres quelques
ulcérations appartenant au rupia syphilitique, j'ai observé un
gonflement remarquable du testicule, uniforme, très-dur et
très-résistant, douloureux à la pression, et déterminant, par
son poids, un tiraillement pénible dans le trajet du cordon
spermatique. Soumis à un traitement antisyphilitique énergique, et à l'usage des eaux minérales concurremment, ce
malade est parvenu, mais après deux ans seulement, et longtemps après la disparition complète de tous les autres symptômes de vérole constitutionnelle, à se voir délivré de cette
fâcheuse maladie, qui lui inspirait de sérieuses inquiétudes,
et pour laquelle on lui avait fait craindre la nécessité d'une
affreuse mutilation.

Je l'ai dit en commençant, le virus syphilitique n'épargne
aucun tissu; en même temps qu'il altère ou dévore les parties
molles, il étend son activité morbide jusque sur le système
osseux, qu'il attaque de diverses manières. C'est ainsi que
chez quelques sujets, atteints depuis longtemps de vérole constitutionnelle, on voit survenir des gonflements du périoste
ou des os, sans douleur, ou accompagnés, dans d'autres cas,
de souffrances atroces. Ces tuméfactions s'observent surtout,
mais non exclusivement, sur les os longs, les plus superficiels et les moins protégés par les muscles. Ainsi le tibia, la
clavicule, le cubitus, le sternum, les os du crâne, etc., en
fournissent le plus d'exemples. La carie peut reconnaître aussi
pour cause la vérole constitutionnelle, et dans ce cas ce sont
encore les os placés dans les circonstances indiquées, ainsi
que ceux du nez et du palais, qui deviennent préférablement
le siége de cette altération.

Ainsi que le principe herpétique, le virus vénérien, qui a
manifesté son existence par une éruption cutanée spécifique,
peut abandonner brusquement ce premier siége, s'établir
dans quelques organes internes, et déterminer des accidents
plus ou moins graves. C'est ainsi, par exemple, qu'on a vu,

à la suite de la répercussion d'une dartre syphilitique, des malades offrir tous les signes d'une phthisie, et trouver quelquefois une guérison tout à fait inespérée, dans l'emploi d'un traitement antisyphilitique, entrepris sur de simples soupçons. On comprend que dans des cas analogues, l'usage des eaux minérales serait d'un grand secours, en déterminant, par une grande excitation à la périphérie, la réapparition du principe vénérien dans les parties primitivement affectées. C'est de cette sorte qu'il est possible de se rendre compte de la solution heureuse obtenue dans les établissements thermaux, chez des malades que l'on croyait atteints de quelques maladies organiques. Quoi qu'il en soit, pour prendre une détermination dans des cas de ce genre, il faut au praticien une grande sagacité unie à des lumières peu communes.

Combien aussi ne faut-il pas d'attention pour découvrir la véritable nature de certaines douleurs fixes ou errantes, qui attaquent la tête, le sternum, la gorge, les muscles ou les articulations des extrémités, les parties génitales, etc., engendrées par le virus syphilitique, mais qui pourraient tout aussi bien être produites par les principes dartreux, rhumatismal, goutteux, etc., seuls ou combinés entre eux, ou constituant de simples névralgies, etc.! S'il est permis de répandre quelque clarté sur ces questions difficiles, c'est en portant ses investigations sur la constitution du malade, ses maladies antérieures, ses prédispositions natives ou acquises, etc.; en interrogeant l'action des eaux minérales, qui parfois, à la manière d'une pierre de touche, démasquent un ennemi caché, et démontrent la nature de l'affection obscure et jusque là méconnue, soit qu'elles l'amendent, soit qu'elles l'aggravent.

Je suis loin d'avoir épuisé le tableau des maladies produites par l'introduction du poison syphilitique au sein de l'économie. Mais cette indication sommaire, et pourtant déjà bien longue, suffira pour faire connaître aux médecins et aux malades la puissance et l'efficacité des eaux minérales, comme auxiliaire, dans le traitement des affections syphilitiques constitutionnelles.

L'énumération à laquelle je viens de me livrer, et qui embrasse déjà un si grand nombre de maladies chroniques, impulées à cinq causes ou principes morbides, divers par leur nature autant que par leurs effets, est loin cependant d'avoir épuisé un sujet si fécond, d'avoir mis en relief toutes les aptitudes médicinales de nos eaux minérales, tous les phénomènes pathologiques susceptibles de s'amender ou de disparaître sous l'influence de ce moyen. Mais je suis forcé de m'imposer des limites, et je passe à un autre ordre de faits.

MALADIES DE L'APPAREIL GENITO-URINAIRE.

On a beaucoup vanté certaines eaux minérales salines, sulfureuses, acidules, pour le traitement de quelques maladies de l'appareil urinaire, telles que la gravelle et les calculs urinaires. Est-ce à tort, ou à raison? La question est encore en litige. Quant aux eaux d'Uriage, il ne m'a pas encore été donné jusqu'à ce jour de leur reconnaître aucune vertu, dans des cas de ce genre, faute d'observations spéciales; je me dispenserai donc de rien préjuger à cet égard.

Il n'en est pas de même pour l'affection catarrhale de la vessie. J'ai vu plus d'un malade, se plaignant fréquemment d'une douleur obtuse et de pesanteur dans le bas-ventre, rendant des urines chargées, plus ou moins abondamment, d'une matière muqueuse, glaireuse, éprouvant des ardeurs et des difficultés pendant l'excrétion de ce liquide, etc., obtenir des résultats extrêmement favorables de l'emploi de notre source, et principalement dans les cas où il était permis de soupçonner la présence, comme cause ou complication d'un principe spécifique, dartreux, rhumatismal, etc., répercuté. Cette aptitude médicatrice a du reste déjà été signalée à l'occasion des catarrhes pulmonaires, des flux muqueux des conjonctives, de la membrane qui tapisse les fosses nasales et le conduit auditif, etc. J'ajouterai qu'une douleur vive dans la région vésicale, trahissant un éréthisme inflammatoire et une réaction fébrile manifeste, constitue une contre-indication formelle à l'usage des eaux minérales, tout aussi bien que la présence d'un calcul volumineux dans la vessie, ou d'une lésion organique locale avancée. Ce principe, du reste, que je répète, est de mise pour la plupart des maladies dont j'ai parlé jusqu'ici.

Plusieurs enfants atteints d'incontinence d'urine, surtout pendant le sommeil, ont pu être délivrés de cette dégoûtante incommodité, après quelques jours de traitement.

Aussi bien que dans les autres affections catarrhales dont j'ai déjà parlé, les eaux d'Uriage ont fait leurs preuves dans les écoulements muqueux de l'utérus et du vagin. Il est cependant certaines conditions en dehors desquelles le succès pourrait être compromis, si, par exemple, les flueurs blanches étaient sous la dépendance d'un ulcère cancéreux, d'une production polypeuse, etc., mais qu'une débilité locale ou générale ait déterminé l'apparition du catarrhe en question ; qu'une inflammation chronique, sans réaction fébrile, qu'une cause métastatique l'aient fait naître et l'entretiennent, alors l'action tonique et puissamment modificatrice de nos eaux décide, mieux que toutes les autres ressources, le retour de la santé.

Dans la vie des personnes du sexe, il est deux époques extrêmement importantes par les changements qu'elles apportent dans l'économie, et qui contiennent des germes nombreux d'affections morbides, l'époque de la puberté, ou de l'établissement de la fonction menstruelle, et celle du retour, appelée aussi âge critique, caractérisée par la cessation de l'écoulement cataménial.

Je serais entraîné beaucoup trop loin, si je voulais entrer dans tous les détails que comporte ce sujet intéressant. Tout le monde d'ailleurs connaît les dispositions fluxionnaires qui s'établissent alors, les altérations fonctionnelles des principaux organes de la respiration, de la circulation, etc., qui signalent ces deux âges à notre attention, et qui réclament toute notre sollicitude. Que l'écoulement utérin s'établisse avec difficulté, qu'il vienne à se supprimer accidentellement, ou qu'il entraîne au contraire une perte trop abondante du fluide sanguin, aussitôt on verra naître une multitude de phénomènes morbides que nos moyens thérapeutiques font cesser rapidement, soit en rétablissant la fonction supprimée, soit en régularisant son cours, soit en favorisant la répartition des fluides d'une manière plus uniforme et plus régulière.

Je ne pousse pas plus loin cette étude ; tout ce que je pourrais dire de plus à cet égard n'ajouterait rien à la confiance
que les eaux d'Uriage se sont déjà acquises dans les maladies
de cet ordre. Les faits ont devancé toutes les prévisions de la
théorie.

Quelques malades atteints depuis longtemps d'écoulements
gonorrhéiques, inquiétants par leur opiniâtreté et leur résistance à tous les remèdes employés, ont vu tarir ces écoulements, après un traitement thermal suffisamment prolongé.
J'ai recueilli bon nombre d'observations de ce genre.

Des flueurs blanches abondantes, une constitution débile,
un défaut d'excitabilité de l'organe utérin, etc., peuvent déterminer un état de stérilité purement accidentelle et temporaire. On comprend qu'en mettant en jeu la puissance éminemment tonique et excitante des eaux salines et sulfureuses, il
soit permis de faire cesser ces dispositions morbides, et de
rétablir la possibilité de la fécondation et d'une gestation plus
assurée. Les cas de ce genre se rencontrent fréquemment à
Uriage.

La puissance virile, altérée par des excès de divers genres
et par des pertes nocturnes involontaires, a pu quelquefois
se réveiller sous l'influence du traitement thermal, aidé
souvent des ressources inspirées par la connaissance des
causes productrices de la maladie.

MALADIES DIVERSES DE LA POITRINE.

Les pleurésies et les péripneumonies aiguës ne sont pas
toujours suivies d'une résolution complète. Fréquemment, à
leur suite, elles laissent aux malades des difficultés dans la
respiration, des essoufflements, de la toux, etc. En activant
les fonctions de la peau, en déterminant vers cet organe un
afflux plus considérable des fluides en circulation, le traitement thermal rend en même temps leur dispersion à la périphérie plus uniforme, dissipe les fluxions locales, et ramène
souvent le retour de la santé.

Les anciens catarrhes pulmonaires, quelques asthmes

humides, cèdent également à l'excitation générale produite
par les eaux minérales, à la tonicité qu'elles réveillent dans
le tissu du poumon.

Certaines hémorrhagies passives hémoptoïques, liées à un
dérangement ou à la suppression des menstrues, d'hémor-
roïdes, à une répercussion dartreuse, etc., se sont bien trou-
vées de l'usage des eaux minérales. Mais il faut ici apporter
les plus grandes précautions, car un pareil moyen pourrait
devenir très-nuisible chez des sujets pléthoriques, disposés
aux fluxions actives, accompagnées de réaction du système
général. L'expérience des faits, les connaissances pratiques
du mode d'action des eaux, peuvent seules diriger le praticien
dans ces cas difficiles. Enfin, toutes les affections pulmonaires métastatiques, ou produites et entretenues par la rétrocession de certains principes spéciaux, herpétique, rhumatismal, syphilitique, pourront tenter avec espoir de succès le
traitement thermal, ainsi que j'ai tâché de l'établir plus haut
dans les chapitres correspondants.

MALADIES DE L'APPAREIL DIGESTIF.

Il me serait impossible d'accorder une description particu-
lière à chacune des maladies chroniques de l'appareil digestif,
qui se présentent toutes les années à l'établissement. Je me
contenterai d'indiquer les plus fréquentes et les plus importantes en même temps. J'ai déjà fait mention de quelques-unes
de ces maladies, entre autres des gastralgies, des entéralgies,
qu'il est possible de rattacher à une cause spéciale, à une rétrocession herpétique ou rhumatismale, et j'ai cru pouvoir, dans
ces cas, donner l'assurance d'une modification favorable. Il
pourrait en être ainsi, encore bien que ces altérations recon-
naîtraient une autre origine, telle que la suppression des
menstrues, d'un exutoire artificiel, ouvert depuis longtemps,
d'une transpiration habituelle, etc.

Dans certains cas de digestions pénibles, accompagnées de
gonflement dans la région épigastrique, et même de vomisse-
ments habituels, sans réaction fébrile ; dans ces dyspepsies

rebelles, ces aigreurs, ces flatulences, entretenues par un état de débilité des organes digestifs ; dans certains flux dierrhéiques anciens et passifs, etc., j'ai vu recourir avec succès à l'usage de notre source.

D'après ce simple aperçu, on peut juger des nombreuses applications thérapeutiques qu'il est possible de découvrir à ce moyen, dans la série des maladies qui sévissent sur les diverses parties des organes digestifs.

MALADIES DU SYSTÈME NERVEUX.

La paralysie occupant la moitié inférieure du corps, ou un membre seulement, ou toute autre partie, peut dépendre de causes très-différentes. Pour expliquer sa présence, je pourrais, par exemple, invoquer, ainsi que je l'ai déjà fait si souvent, l'existence d'une affection herpétique, rhumatismale, etc., rétrocédée, et alors le traitement thermal est dans le cas de décider un résultat très-heureux. Mais si cette paralysie est due à une hémorrhagie dans les centres nerveux, qu'elle ait frappé un sujet sanguin, pléthorique, on comprend quelle prudence et quelle réserve il faut apporter dans l'application de nos moyens thérapeutiques, et combien on doit craindre de réveiller un éréthisme dangereux et de renouveler les congestions locales, cérébrales ou autres. On pourrait cependant citer plusieurs guérisons, même dans quelques paralysies dépendantes de cette dernière cause.

Il est des maladies du système nerveux d'un ordre tout autre, que n'accompagne aucune altération matérielle constante et saisissable à nos moyens d'investigation, et qui se manifestent seulement par des désordres fonctionnels de la plus grande variété. Essentiellement différentes par leur nature de celles qui précèdent, n'inspirant pas au même degré la crainte de réveiller et de surexciter la cause morbide productrice, par l'usage des eaux, ces maladies résistent rarement aux puissantes ressources que possèdent les établissements thermaux, au point de vue hygiénique et thérapeutique. Les névroses constituent cette classe de maladies.

Malgré les cas multipliés qui se présentent chaque année, je me contenterai d'en indiquer seulement quelques-uns des plus remarquables.

Plusieurs fois, j'ai dirigé avec succès le traitement de malades des deux sexes, d'un âge peu avancé (toujours avant la puberté), atteints de chorée ou de danse de Saint-Guy, si remarquable par les mouvements involontaires et désordonnés qui lui appartiennent.

L'hystérie, dont les manifestations sont susceptibles de revêtir les formes les plus variées et les plus insidieuses, revenant par accès intermittents et irréguliers, et dirigeant ses attaques particulièrement contre les femmes, de la puberté à l'époque critique, fournit aussi de fréquents exemples de guérison, ou au moins d'amélioration notable, surtout lorsqu'elle est liée à quelques dérangements dans les fonctions menstruelles, comme une suppression ou une diminution accidentelle.

Les succès sont loin d'être aussi assurés dans l'hypocondrie, cette maladie dont la marche est si irrégulière, qui attaque en général les adultes et surtout les hommes, et qui se fait remarquer par les désordres qu'elle détermine dans l'intelligence, dans la digestion et les fonctions du foie. Il est pourtant vrai de dire que la fréquentation des thermes est peut-être, sous tous les rapports, le meilleur parti à prendre et celui qui promet le plus de chances favorables.

Il se présente familièrement à notre observation des cas obscurs, des états morbides mal déterminés, difficiles à rapporter à une cause appréciable, et auxquels on ne saurait imposer un nom particulier. C'est ainsi, par exemple, qu'à la suite de certaines maladies aiguës, graves, de fièvres intermittentes longtemps prolongées, etc., alors qu'il n'existe aucune dégénérescence organique manifeste, que tout appareil fébrile est dissipé, apparaissent des convalescences imparfaites et interminables, des désordres dans la circulation, d'où résultent des engorgements cellulaires ou glanduleux, des courants fluxionnaires et des fluxions fréquentes, ordinairement passagères, parfois plus durables, qui parcourent les divers organes dans tous les sens. Cette classe de malades est assez nombreuse et plusieurs d'entre eux n'ont qu'à se louer des bienfaits des eaux minérales.

Le mode d'administration des eaux est extrêmement varié , comme on le pense bien, et adapté à la constitution de chaque malade, modifié suivant la nature et le siége de chaque maladie, soit qu'on les administre en boisson , pures ou mélangées à divers liquides, à dose altérante ou purgative, soit en bains , à température également variée, ainsi que leur durée, soit en douches, chaudes ou froides, à percussion forte ou faible , accompagnées de frictions, de massage, générales ou locales, etc., soit enfin sous forme de vapeurs.

Le nombre des maladies que j'ai indiquées est beaucoup trop grand , pour qu'il me soit possible, sans être entraîné dans des longueurs et des redites sans fin, de décrire le mode d'administration et la manière d'agir des eaux minérales dans chacune de ces maladies. Je me livrerai à ces détails extrêmement importants, lorsque je traiterai de chaque maladie en particulier, que je ferai accompagner des histoires particulières ou observations qui viennent à l'appui.

MALADIES CHIRURGICALES.

Les maladies, dites chirurgicales, contribuent pour une bonne part à fournir à notre source l'occasion de montrer sa puissance et ses attributions variées. Ce n'est pas qu'elle possède aucune vertu spéciale, différente de celles des autres sources salines ou sulfureuses, mais, aussi bien que les autres, elle peut, sous ce rapport, revendiquer de nombreux et de brillants succès.

Dans cette classe féconde de maladies, diverses soit par leur nature, soit par les bons résultats obtenus, je placerai en première ligne ces solutions de continuité des parties molles , entretenues par un vice soit local, soit général, qui fournissent un pus de mauvaise qualité , le plus souvent séreux ou sanieux, et qu'on appelle ulcères.

Tantôt simples et entretenus par une cause purement locale, les ulcères résultent souvent d'une plaie accidentelle, dont le traitement a été négligé, ou de la destruction d'une plus ou moins grande quantité de téguments, comme on le voit après les érysipèles phlegmoneux, par exemple. Les bords de ces ulcères peuvent offrir des décollements de la peau, ou une tuméfaction, un engorgement élevé et calleux, et dans certains cas, enfin, la solution de continuité repose sur des tissus variqueux.

Des moyens locaux appropriés, combinés avec le traitement thermal, amènent, dans les ulcères de cet ordre, des cicatrices assez promptes.

Quant aux ulcères entretenus par une des causes générales, dont j'ai fait connaître ailleurs les manifestations locales les plus familières à Uriage, et qui sont liés, par des relations intimes, avec les principes herpétiques, scrofuleux, etc., je n'ajouterai rien à ce que j'en ai dit alors. On comprend qu'en attaquant et détruisant la cause ou de leur origine, ou de leur longue durée, ils devront recevoir de rapides améliorations. En effet, *sublatâ causâ, tollitur effectus.*

Les ulcères vénériens, attaqués par les spécifiques et tout ensemble par les eaux minérales, n'offrent pas non plus une longue résistance. J'ai recueilli à cet égard de nombreuses observations, mais pour le moment, je m'en tiens à ce que j'ai dit plus haut, dans le chapitre consacré à cette classe de maladies.

Non plus seulement comme les précédents, superficiels et étendus en surface, les ulcères fistuleux sont remarquables par les sinus ou clapiers, qui fournissent un suintement purulent, et qui viennent s'ouvrir à la surface même de l'ulcère. Ils sont entretenus par des causes diverses, entre autres par la présence de corps étrangers venus de l'extérieur, comme dans la plupart des blessures par armes à feu (fragments de projectiles, morceaux de linge, de drap, etc.), ou développés dans l'intérieur des parties (kystes, tubercules sous-cutanés, etc.). Une activité plus grande, réveillée dans les parties malades, une sécrétion purulente plus abondante, amènent fréquemment la sortie des corps étrangers, ou la fonte des tubercules, etc.

La carie des os est aussi une des causes qui entretiennent des trajets et des ulcères fistuleux. Dans ces cas, à l'usage des eaux, il faut joindre quelquefois des moyens chirurgicaux, pour enlever et détruire la portion d'os malade, alors surtout que le traitement thermal a dégagé cette affection de toutes les complications générales (vice dartreux, scrofuleux, vénérien , etc.), ou locales (engorgement, callosités, etc.)', qui pouvaient auparavant apporter des obstacles à l'application efficace de ces ressources extrêmes de l'art de guérir.

Les fractures, et surtout celles qui arrivent près des articulations , entraînent presque constamment à leur suite des raideurs dans les diverses brisures naturelles des membres fracturés. Condamnés à l'inaction, enchaînés dans des bandages, pendant un temps plus ou moins long, les muscles, ces organes actifs du mouvement, se contractent difficilement, et ne remplissent leurs fonctions que d'une manière lente et imparfaite.

Les luxations, alors même que la réduction a été complète, sont souvent suivies de gêne et de douleur dans l'articulation luxée, d'enflure passagère ou persistante, et c'est surtout après les entorses que ces phénomènes ont lieu le plus familièrement.

Les nombreuses et puissantes ressources que possèdent les établissements thermaux (bains, douches, vapeurs, frictions, massage, etc.), leur assurent une supériorité incontestable dans le traitement de ces diverses maladies.

DES PRINCIPALES CONTRE-INDICATIONS QUI S'OPPOSENT A L'EMPLOI DE NOS EAUX MINÉRALES.

Parmi les nombreux malades qui se présentent chaque année à l'établissement d'Uriage, atteints des affections morbides pour lesquelles l'efficacité de ces eaux est incontestable, il en est toujours quelques-uns qui échappent à leur heureuse influence, soit par un séjour trop peu prolongé, soit par un traitement mal suivi, et dont la routine et les inspirations individuelles ont seules établi les règles, quelquefois aussi, il faut bien l'avouer, l'insuccès ne saurait recevoir aucune explication bien plausible. Certaines idiosyncrasies pourraient-elles rendre antipathiques à ce moyen, des malades que tout concourt, d'autre part, à placer dans les conditions favorables, indiquées par les prévisions de la théorie et les faits acquis par l'expérience? Ou bien, la nature de la maladie aurait-elle été méconnue, et un diagnostic mal établi aurait-il conduit à diriger, sur un établissement thermal, un malade qu'il aurait été prudent d'en éloigner? On ne saurait le nier, il en est quelquefois ainsi. Quoi qu'il en soit, et malgré ce que j'ai dit à l'occasion de chaque groupe de maladies, je vais en quelques mots faire connaître les circonstances principales qui doivent s'opposer à l'emploi du traitement thermal, ou rendre extrêmement circonspect, lorsqu'on se décide à le mettre en œuvre.

Les sujets à constitution athlétique, doués d'un tempérament sanguin, pléthorique, et qui sont plus ou moins prédisposés à subir les accidents dus à l'exagération de leur tempérament, tels qu'une tendance notable aux fluxions actives, aux congestions cérébrales ou pulmonaires, aux inflammations aiguës, etc., doivent apporter, dans l'emploi des eaux minérales, la plus grande réserve, la surveillance la plus attentive et la plus soutenue, pendant toute la durée du traitement et même au delà, car l'influence des eaux se prolonge ordinairement plusieurs mois après qu'on en a cessé l'usage, et laisse pendant tout ce temps les malades sous le coup d'une surexcitation générale, très-voisine d'un état morbide, que je caractériserai en le désignant sous la dénomination de diathèse inflammatoire.

Je pourrais à ce propos rapporter quelques faits extrêmement remarquables, mais je les réserve pour les joindre à d'autres histoires particulières que je ferai connaître plus tard.

Il est parfaitement superflu de dire que toutes les maladies aiguës, accompagnées d'un éréthisme général, d'un appareil fébrile permanent, constituent une contre-indication formelle à l'usage de nos eaux. On doit également les interdire à tous les sujets atteints d'épilepsie, d'accidents apoplectiques encore récents, en un mot, dans toutes les affections cérébrales qui peuvent faire craindre un raptus vers cet organe.

Les affections anévrysmatiques du cœur et des gros vaisseaux s'opposent formellement à l'emploi de ce moyen. Cependant certaines affections du cœur, de nature rhumatismales

ou purement spasmodiques, ont pu recevoir quelques heureuses modifications de ce traitement.

Les catarrhes pulmonaires même chroniques, mais à réaction fébrile, les phthisies, quelle qu'en soit la cause, lorsqu'elles sont un peu avancées, et en général toutes les affections simples ou idiopathiques de l'organe de la respiration,
qui conservent encore quelques traces de l'état aigu, doivent
soigneusement se tenir en garde contre l'excitation de tout
traitement thermal.

Quoi qu'il en soit du reste des diverses maladies dont ils
peuvent être atteints concurremment, les sujets qui sont en-
tachés d'une diathèse cancéreuse on scorbutique évidente,
s'imposeront les plus grandes réserves, s'ils veulent recourir
à l'usage des eaux minérales.

J'envelopperai dans une même proscription toutes les dégé-
nérescences organiques avancées, quel que soit leur siége,
lorsqu'elles s'accompagnent de symptômes généraux, de fièvre lente; dans certains cas, le traitement thermal pourrait
peut-être hâter les progrès de ces affections.

Les contre-indications à l'usage de nos eaux, que je viens
de formuler d'une manière succincte et générale, sont parfaitement connues, non-seulement des praticiens, mais aussi de la
plupart des malades qui en sont l'objet; car je puis affirmer
qu'il est fort rare que des cas de cette nature se présentent à
notre observation, et que je n'ai eu que très-peu souvent l'occasion de renvoyer des malades ainsi fourvoyés. C'est donc
plutôt d'après les enseignements théoriques, et aussi appuyé
sur l'expérience acquise par d'autres médecins des eaux, soit
à Uriage, soit ailleurs, que j'ai tracé ces derniers conseils.

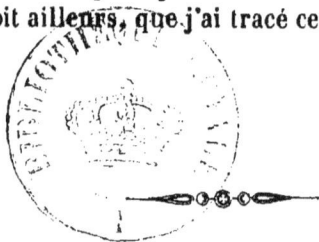

www.ingramcontent.com/pod-product-compliance
Lightning Source LLC
Chambersburg PA
CBHW071333200326
41520CB00013B/2960